ÉTUDE

SUR

L'ALCOOLISME A MADAGASCAR

Avant la Conquête française

PAR

Le Dr RADAFINÉ

DE L'UNIVERSITÉ DE PARIS

ANCIEN MÉDECIN DE L'EX PREMIER MINISTRE

PARIS

VIGOT FRÈRES, ÉDITEURS

23, PLACE DE L'ÉCOLE-DE-MÉDECINE, 23

1901

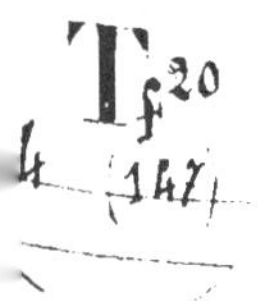

ÉTUDE

SUR

L'ALCOOLISME A MADAGASCAR

Avant la Conquête française

PAR

Le Dr RADAFINÉ

DE L'UNIVERSITÉ DE PARIS

ANCIEN MÉDECIN DE L'EX-PREMIER MINISTRE

PARIS

VIGOT FRÈRES, ÉDITEURS

23, PLACE DE L'ÉCOLE-DE-MÉDECINE, 23

1901

A MA FEMME

A MES ENFANTS

A MON PRÉSIDENT DE THÈSE

MONSIEUR LE PROFESSEUR BLANCHARD

Membre de l'Académie de médecine

AVANT-PROPOS

Avant de commencer notre thèse, nous sommes heureux de nous soumettre à l'usage consacré qui veut qu'on réserve les premières pages aux noms de ceux dont on a eu le bonheur de suivre les enseignements, et qui ont bien voulu s'intéresser au médecin et l'aider dans les débuts de sa carrière. Nous aurions voulu profiter plus longtemps des excellentes leçons de tous nos Maitres ; nous aurions été heureux de les écouter le plus longtemps possible ; mais nos années d'études étant écoulées, nous devons retourner dans notre pays, laisser notre place aux plus jeunes et poursuivre avec nos propres moyens une étude si intéressante.

Nous sommes donc bien heureux de pouvoir remercier ici, publiquement, les Maîtres ou amis qui nous ont permis de franchir la grande distance qui séparait le médecin malgache indigène, d'un médecin de la Faculté de Paris.

A M. le général Galliéni, gouverneur général

de Madagascar, nous exprimons notre reconnaissance ; c'est lui qui nous permit de venir en France et qui nous y encouragea.

M. le doyen Brouardel voulut bien nous faciliter l'accès des cours et travaux de la Faculté. Nous pouvons bien dire en le remerciant que sans sa délicate entremise bien des difficultés eussent été insurmontables.

M. le professeur Blanchard voulut bien nous aider dans tout ce qui concerne son domaine. C'est grâce à lui que l'étude d'une science presque inconnue à Madagascar, nous devint presque facile. Nous osons espérer que lorsque les besoins de la science le conduiront dans notre pays, il voudra bien se souvenir de celui qui fut un moment, un élève assidu de son enseignement.

Bien que nous n'ayons pu suivre le service de M. le professeur Landouzy que pendant un laps de temps, relativement court, nous lui avons gardé une profonde gratitude à cause de l'excellent intérêt et de la bienveillante sympathie qu'il voulut toujours nous témoigner.

Dans le service de M. le professeur Pinard, nous complétâmes ce que nous savions en accouchements. Nous sommes fiers de pouvoir dire que nous fûmes un de ses modestes élèves durant plusieurs mois.

M. le docteur Troisier a bien voulu nous recevoir à notre arrivée à Paris, il y a quatre ans. Dans son service nous avons pu commencer à apprécier l'enseignement médical français en même temps que la profonde bonté de ce Maître distingué.

Notre seul Maître en chirurgie fut M. le docteur Quénu. Il nous reçut aussi avec tant de bienveillance que nous nous attachâmes à son service, sans vouloir le quitter pendant longtemps, afin de recueillir le plus possible des leçons de sa grande expérience.

Nous n'eûmes le plaisir d'être présenté à M. le docteur Wurtz que tardivement, mais en peu de temps il nous témoigna un si aimable intérêt que nous tenons à lui exprimer du fond du cœur notre reconnaissance.

M. le docteur Pupin fit preuve envers nous d'une bienveillance que nous voudrions appeler de la bonté : il nous aida de ses bons conseils durant tout le cours de nos quatre années d'études et nous ouvrit bien des portes qui, sans lui, eussent été fermées. Nous l'en remercions du fond du cœur.

Nous voulons aussi témoigner notre gratitude à M. Le Myre de Vilers, ancien Résident de notre pays, dont l'administration pour ainsi dire affectueuse, a laissé à Madagascar tant de bons souvenirs. Il nous reçut à notre arrivée à Paris, nous recommanda à qui de droit et c'est grâce à lui que nous avons pu mener à bien ces années d'études qui, si elles sont déjà difficiles pour les étudiants de ce pays, le sont encore bien plus pour un étranger.

Enfin, il est quelqu'un dont nous ne pouvons parler ici plus amplement, parce que lui-même nous a prié de taire son nom. Ce n'est qu'à regret que nous lui obéissons car il fut pour nous plus qu'un ami. A celui-là comme à nos maîtres, nous voulons envoyer le témoignage de notre grande estime et de notre profonde gratitude.

EXPOSÉ DU SUJET

A notre grand regret, nous ne pouvons, dans ce court exposé, traiter aussi longuement qu'il conviendrait des ravages qu'a causés dans la grande Ile un mal aussi terrible que l'alcoolisme. Ce n'est certes, pas faute d'avoir cherché à réunir les travaux qui ont trait à cette matière, ni faute d'avoir puisé aux diverses sources qui auraient pu fournir un appoint quelconque à l'intérêt du sujet ; mais il faut le dire, l'alcoolisme à Madagascar a été très peu étudié, il n'a guère passionné les économistes indigènes qui ne sont pas nombreux, ni les étrangers qui ne pouvaient pénétrer dans l'intérieur de l'ile, sans danger pour leur vie : On sait combien les Hovas étaient autoritaires, et jaloux de leur suprématie, de telle sorte que rares sont les livres qui en traitent.

On le comprendra bien mieux d'ailleurs quand on verra plus loin à quelle époque tardive l'alcoolisme fut inscrit au tableau des cours de la petite école anglaise et norvégienne de Tananarive et ces cours constituent le seul document sérieux sur lequel on puisse se baser. Nous y puiserons largement, afin d'appuyer notre dire sur des faits probants, car nous avons pu profiter de cet enseignement il y a une vingtaine d'années.

Aussi est-ce surtout à nos notes, à notre expérience et à nos souvenirs que nous avons dû avoir recours. Bien qu'étant, dans notre pays, très loin de mériter le titre que nous ambitionnons aujourd'hui, nous n'en avions pas moins une expérience déjà ancienne, puisque nous avons commencé à étudier la médecine il y a vingt-cinq ans à Tananarive, et que nous avons exercé là-bas notre art dans la capitale ou ses environs durant quinze années.

Plus tard, nous eûmes l'avantage d'être attachés au service du Premier Ministre, nous vînmes avec son fils, ministre de la guerre à cette époque en mission à Paris, (en 1887), et nous pûmes nous rendre compte par comparaison avec ce que nous voyions en Europe à la fois du mal que causait le fléau, et de la valeur des remèdes que le gouvernement malgache lui opposa. Nous fûmes en effet très souvent appelés à donner nos soins à des alcooliques.

On nous pardonnera donc de ne pas citer au cours de cette exposition les auteurs dont les noms pourraient être invoqués. Nous le répétons, ils sont très rares et n'ont aucune autorité certaine.

L'alcoolisme, avant la conquête était un fléau « indigène. »

Il abâtardissait la population au même titre que la

syphilis ou les fièvres paludéennes, les deux plus graves maladies de l'Ile. Bien mieux, malgré les énergiques mesures que les rois lui opposèrent, il continua son œuvre grandissant dans le peuple, avilissant la classe riche parce qu'il encourageait deux vices qui malheureusement sont ancrés chez les indigènes, la paresse et les plaisirs du ventre. L'ivresse était recherchée ; elle procurait, disait-on, le soulagement des maux : et en cela, les Malgaches ne diffèrent pas des autres peuples primitifs qui, s'ils sont réfractaires aux bienfaits de la civilisation, ne le sont aucunement à ses vices.

Le plan que nous suivrons ici, en voulant être clairs dans un sujet un peu confus par lui-même est le suivant :

Dès l'abord nous traiterons « l'historique de l'alcoolisme » ; nous le considérerons en tant que fléau. Pour connaitre en effet un mal, pour savoir le combattre, il faut l'étudier à fond, remonter à ses sources, reconnaître ses origines ; puis indiquer les lois de sa progression, et enfin, faire connaitre dans un tableau d'ensemble, les ravages qu'il a déterminés. Nous parlerons donc successivement :

I. Du début de l'alcoolisme ;

II. De son extension ;

III. De la progression qu'il suivit, eu égard aux tendances, aux ressources de chaque classe sociale (car là, l'alcool fut pendant longtemps, une denrée de prix) :

IV. Des alcools : importés ou fabriqués et de leur fabrication locale.

V. Des accidents auxquels donna lieu l'alcoolisme; nous ne voulons parler que des accidents qu'on rencontrait surtout à Madagascar.

VI. De la thérapeutique malgache en matière d'alcoolisme.

Cette partie sera nécessairement réduite à l'exposé des modes de médication propres aux Malgaches.

CHAPITRE I

Début de l'alcoolisme.

L'alcoolisme paraît être un fléau déjà bien ancien à Madagascar : il est vraisemblable que si l'on pouvait remonter le cours de l'histoire de ces derniers siècles, on trouverait signalés souvent les accidents d'intoxication par l'alcool.

Les consuls et les explorateurs ne se sont-ils pas, de tous temps, plaints de la facilité avec laquelle les Malgaches s'enivraient, et n'a-t-on pas vu toujours les peuples primitifs présenter un penchant marqué pour l'alcool ? De tous les bénéfices de la civilisation, c'est certainement l'alcoolisme qui leur paraît le plus grand et le plus désirable parce qu'il procure une anesthésie sensorielle et un oubli du présent, qui permet de se laisser aller à des rêveries plus ou moins agréables, suivies d'un réveil où les sens sont très émoussés.

Mais cette période est pleine d'obscurité, il n'est pas possible de tracer, même à grands traits, une histoire de l'alcoolisme à ce moment, il faut le considérer comme certain, sans rien préjuger de son importance et de sa propagation.

Ce n'est guère qu'à partir du moment où l'unité effective de Madagascar fut constituée, que l'on peut commencer à suivre les progrès de l'alcoolisme et à fixer dans leurs principales lignes, les lois de son extension. Or cette unité fut constituée vers l'année 1812.

A cette époque vivait le roi Radama Ier. Ce roi fut véritablement un génie ; son souvenir est resté très vivant dans le cœur de tous les Hovas. Ce fut lui qui donna à l'Ile son autonomie, qui réunit sous la même domination hova les autres peuplades éparses et en perpétuelle guerre les unes avec les autres. Même, afin de venir à bout des Sakalaves qu'il ne pouvait soumettre par la force, — car cette tribu est très importante et très guerrière —, il voulut épouser une fille d'un de leurs rois afin d'amener à lui tout le reste du peuple.

A partir de 1812, se centralisa à Tananarive — qui devint la principale capitale —, tout le commerce de Madagascar. Les rois y eurent leur palais ; le principal marché de l'Ile s'y tint, si bien que dès cette époque on peut suivre les progrès de l'alcoolisme.

Bien mieux, nous pouvons préciser, et, nous appuyant sur des considérations d'ordre purement médical, affirmer ce que nous avançons : à savoir que nous pouvons fixer au début de l' « alcoolisme » proprement dit, la date de 1812, parce que c'est à partir de cette année qu'on vit la Cour et le peuple commencer à faire un usage immodéré des liqueurs fortes.

Au commencement du règne de Radama Ier, l'alcool était à peu près inconnu à Tananarive : seuls les peuples côtiers absorbaient l'alcool que leur importaient les marchands venus des colonies françaises (Réunion et île Maurice) ou de la côte d'Afrique.

D'ailleurs, eût-on voulu pénétrer plus avant dans l'île jusqu'à Tananarive, qu'on ne l'aurait pas pu et qu'on aurait été assassiné dans ces pays sans routes tracées, pleins de brigands et de voleurs. Mais sous Radama Ier, les tribus ayant été pacifiées, les peuples étant tenus sous une domination juste mais sévère, le commerce de Tananarive avec Tamatave qui est le principal port de la côte est, devint plus important. Les colons et marchands purent pénétrer plus avant dans l'intérieur de l'île, et, de ce jour, l'alcool put se vendre à Tananarive.

Suivant l'habitude, le roi était tenu au courant de tout ce qui était apporté et se faisait rendre compte ou se rendait compte par lui-même des qualités des objets importés, car c'était un bon administrateur. Il vit ces alcools, les goûta et les trouva bons, bien qu'ils fussent de qualité très inférieure. Même, il en distribua à ses officiers afin qu'ils lui donnassent leur avis. Ceux-ci ne purent faire mieux que partager l'opinion de leur souverain, et depuis ce moment Radama Ier fit acheter de l'alcool pour son usage personnel.

L'histoire suivante fera comprendre quel succès eut l'alcool à la Cour et combien vite il fut goûté : on rapporte que la première fois qu'il en fit goûter à ses officiers, le roi demanda à son porteur de lettres, homme très vigoureux et bon marcheur qu'il avait en haute estime à cause des grands services qu'il lui rendait : « Mais, n'as-tu pas vomi ? — Oh, répliqua l'autre, nous ne pouvons vomir quelque chose de doux, car cela nous est doux puisque c'est toi qui nous l'as donné. »

Ce compliment amusa si fort le roi qu'il appela depuis, cet homme, Tsimandoa, qui signifie « qui n'a pas vomi ». Ce nom est resté jusqu'à nos jours, et on appelle tsimandoa les porteurs de lettres.

Bien vite l'alcoolisme prit des proportions relativement considérables : si le peuple ne pouvait, pour les raisons qu'on verra plus loin, boire autant qu'il l'aurait voulu, la Cour ne s'en enivra pas moins, buvant après ses guerres et ses campagnes. Toutefois, le roi, toujours soucieux du soin de ses États, ne s'enivrait que dans ses moments de loisir, lorsqu'il revenait d'une campagne, ou lorsqu'il était en repos ; mais alors, il s'enivrait complètement, comme tout Malgache qui vide une bouteille de rhum et n'a pas de cesse qu'elle ne soit finie.

Le résultat de ces abus était un accès de delirium tremens le plus généralement, et l'envie de recommencer. Si bien que la contagion gagna bientôt la classe riche, et on s'enivra publiquement.

Aucun accident n'était encore venu éclairer les

esprits sur les dangers de l'alcoolisme. Cet accident ne devait pas tarder à se produire et causa une grande émotion. Ce fut la mort du roi, due indirectement à l'abus de l'alcool.

On raconte qu'il souffrait d'un abcès, les uns disent de l'aine, les autres du cou : quoiqu'il en soit, il s'enivra un jour, et, malgré son ivresse, ressentant des douleurs très vives au niveau de l'abcès, il demanda un couteau. On le lui apporta. Il voulut ouvrir cet abcès, et avant même qu'on eût eu le temps de l'en empêcher il avait plongé le couteau en plein abcès. Le pus coula, mais avec lui un flot de sang. Le roi venait de s'ouvrir une artère ; l'hémorrhagie fut foudroyante.

Ce premier accident, sur lequel on ne saurait trop attirer l'attention parce qu'il est véritablement le premier important, ouvrit les yeux à beaucoup de monde, et particulièrement à sa veuve, la reine Ranavalona Ire. Instruite par l'exemple, elle prit de sévères mesures contre l'alcoolisme.

A cette époque celui-ci était entré dans les mœurs depuis plusieurs années, et avait eu le temps de s'y implanter, car cette mort survint en l'année 1828, c'est-à-dire seize ans après que les premières cargaisons eussent été apportées.

Il s'étendait : sur Tananarive, sur la région avoisinante, et sur les côtes où il décimait plus particulièrement les Sakalaves qui habitent la côte ouest, et surtout, les Betsimisaraka, de la côte est.

A Tananarive, il avait plus envahi la classe riche

que la classe pauvre. Et cela se comprend aisément ; l'alcool était à ce moment une denrée de prix. On ne connaissait absolument que les alcools importés, l'alcool indigène n'existant pas encore.

Par suite à la fois des frais de transport, des difficultés de la fabrication, de l'écoulement facile qu'il trouvait à Madagascar, l'alcool était monté de prix avec une grande rapidité.

Sur chaque cargaison la Cour prélevait une part, la plus grande, et la gardait jalousement pour son usage personnel. Le reste était vendu, la plupart du temps aux enchères, et s'enlevait rapidement.

Ce fut d'ailleurs un bien ; cela empêcha une extension trop rapide, et, partant un abrutissement trop grand de la race ; on en vint même à ce point qu'il fallut commander à l'avance sa provision pour être sûr d'en avoir.

CHAPITRE II

Son extension.

Il n'est pas inutile d'étudier le mode d'extension du fléau : il est évident en effet que sa marche ne fut pas irrégulière, mais qu'elle fut guidée par quelques facteurs dont les plus importants furent :

A) Le penchant de certaines races vers l'alcool et

B) L'importance de leurs relations avec les autres pays.

A) Penchant de certaines races vers l'alcool.

Par ce titre qui peut au premier abord, paraître singulier, nous désignons la propension naturelle et individuelle dépendant à la fois de l'énergie de la race et de la condition climatérique sous laquelle elle vit. Ici il est nécessaire de nous étendre un peu.

On sait que l'alcoolisme est très étendu là où le

climat est relativement malsain, et où l'alcool abonde, car le climat malsain amène la mauvaise santé, la pauvreté et la paresse dans une race. Cette race cherchera une énergie qu'elle ne possède pas dans une excitation factice et momentanée que lui procurera au premier chef l'alcool. La voilà donc qui boit et, l'alcool entraînant l'alcoolisme, elle deviendra alcoolique pour s'abâtardir et se décimer au bout de plusieurs générations. Il en est ainsi comme de l'individu dans la ville: Étant peu fortuné et paresseux, il cherchera des satisfactions et des joies dans une ivresse momentanée, se procurant ainsi l'oubli de son vice et de sa paresse pour rester plusieurs heures sans rien faire et sans avoir conscience du temps qui passe.

Telle est, rapidement résumée, l'acception dans laquelle il faut entendre le mot : Penchant vers l'alcool. Ce penchant, quelques peuplades le présentaient plus que d'autres. Aussi l'alcoolisme les gagna-t-il rapidement, et vraisemblablement, avant la conquête de l'Ile par les Hovas.

D'une manière générale d'ailleurs le Malgache est paresseux et voleur, souvent fourbe et dissimulé; aussi tout Malgache, de par sa paresse native, pouvait-il être considéré comme un candidat à l'alcoolisme. On comprend ainsi que seules les peuplades habitant les plateaux, sous un climat sain et pur, pussent résister.

Chez les autres, l'alcoolisme fit les plus grands ravages.

Ce sont, par ordre d'envahissement par le fléau :

Les Sakalaves ou habitants de la côte ouest. Ce fut le premier peuple qui fit usage de l'alcool.

D'eux-mêmes les Sakalaves font peu de commerce, mais comme ils sont excessivement paresseux et pillards, les sujets anglais ou les Africains établis le long des côtes leur écoulent l'alcool avec une très régularité, et en très grande abondance. En 1895, ce peuple était extrêmement alcoolique et dégénéré. Il fournit les fahavalos ou porteurs qui faisaient le trajet de Majunga à Tananarive, et c'était une préoccupation constante pour le voyageur que de savoir si un de ses porteurs ne volerait pas une bouteille de liqueur quelconque pour l'ingurgiter et faire à la suite un accès de delirium tremens. Le mieux était de leur supprimer tout alcool pendant le trajet.

De là, l'alcoolisme gagna leurs voisins plus au centre, les Antsihanaka qui vinrent autour d'un grand lac appelé Alaora, puis, traversant l'Ile, il gagna les Betsimisaraka de la côte est.

Voilà peut-être le peuple le plus alcoolique de l'Ile. Depuis longtemps en contact avec les colons, surtout français, les Betsimisaraka sont doux, traitables et comprennent la justice, mais ils sont très paresseux et grands amis de l'alcool. On ne peut compter sur eux pour aucun travail. En plus de cela, leurs mœurs sont assez dissolues, la débauche et l'alcoolisme sont causes que leur nombre diminue rapidement. Il était de 6 ou 800.000 au moment de la conquête française ; mais autrefois, ils étaient plus nombreux.

Du côté du centre, l'alcoolisme gagna directement, des côtes, Tananarive. Là, il resta longtemps cantonné et n'empêcha pas la nation hova de maintenir sa domination sur l'Ile.

De la capitale, l'alcoolisme gagna l'Imérina et de là n'irradia que très peu sur les pays avoisinants.

Car les Betsileo qui sont au sud de l'Imérina sont assez travailleurs ; ils se plaisent aux travaux des champs, sont sobres et doux. Leur climat est très sain et riche en mines d'or et de cuivre.

De même en est-il pour les Bara qui habitent au sud-ouest des précédents ; ils sont actifs, robustes, mais pillards.

Dans le sud de l'Ile enfin, le long de la côte est, les Ataimoro, depuis le 22e degré jusqu'à Fort-Dauphin, les Atanosy autour de cette ville, les Ataisaka, les Ataifasy habitant la région du sud, sont sobres et travailleurs.

Comme on le voit, les conditions naturelles n'ont pas été étrangères à l'envahissement de l'alcoolisme, car les races qui se sont le plus vite alcoolisées sont celles qui ont été soumises aux conditions que nous avons indiquées. C'est-à-dire :

D'une part celles qui étaient le plus en contact avec les étrangers (Hovas, Sakalaves, Betsimisaraka). D'autre part, celles qui étaient les moins bien partagées au point de vue du climat (Sakalaves, Antsihanaka, Betsimisaraka).

Pour combattre le mal, il eût donc fallu changer entièrement les conditions de vie et de milieu, et cela ne pouvait se faire si les Malgaches restaient réduits à leurs propres ressources.

CHAPITRE III

De la progression

La progression du fléau, nous l'avons dit, ne fut pas régulière et uniforme ; et si elle fut régie par les conditions que nous avons indiquées au précédent chapitre, elle n'en subit pas moins quelques alternatives d'extension et de retrait jusqu'au moment où les gouvernements successifs la combattirent énergiquement. Bien mieux, la lutte anti alcoolique fut presque contemporaine du début de l'alcoolisme, car nous voyons que c'est à partir du règne de Ranavalona Ire ou Rabodonandrianampoinimerina (gentille reine au centre de l'Imerina), successeur de Radama Ier que les mesures les plus sévères furent prises contre les ivrognes.

Toutefois, pour la clarté de cette exposition, nous scinderons l'étude du sujet en deux parties : une première (A) qui traitera de l'extension du fléau : et une seconde (B) qui fera connaître les différents procédés qu'on employa pour enrayer la marche toujours envahissante de l'alcoolisme.

A *Phase d'envahissement*. — Cette phase elle-même peut être divisée en deux phases secondaires. L'envahissement ne fut pas progressif, il fut graduel : il se fit en quelque sorte en deux temps. Dans un premier il envahit surtout la classe aisée ; dans un second le peuple. Dans la première phase qui dura jusqu'à l'année 1840 l'alcool fut une denrée de grand prix dont l'usage fut forcément limité, et, à plus forte raison, l'abus ; le prix de revient en était trop élevé pour que le peuple pût s'en procurer. Aussi l'alcoolisme ne l'envahit-il pas au même titre que la classe riche qui forme une grande partie de la population de Tananarive même. Dans la seconde remontant à une soixantaine d'années environ, l'alcoolisme envahit tout le peuple ; car à cette époque apparut l'alcool indigène dont on lira plus loin la fabrication, dont le prix de revient fut très peu élevé et qui empoisonna très sérieusement les individus.

Première Phase : Les premiers alcools furent exclusivement d'importation. Bien que de qualité très inférieure, ils eurent cependant un très grand succès à Tananarive. Ce furent : le cognac, le rhum, le vermouth (qui est une infusion de feuilles d'absinthe dans du vin blanc), l'anisette et enfin l'absinthe. Comme on le voit, ces alcools étaient choisis avec soin parmi les plus aromatiques et les plus recherchés. La plupart étaient même mélangés encore à des essences qui augmentaient l'arôme de la liqueur.

Au début la consommation en fut limitée parce que la Cour et le Roi absorbaient la plus grande partie des cargaisons importées; mais plus tard les marchands en apportèrent de plus grandes quantités et la consommation alla en augmentant. Car le Malgache, semblable en cela, à beaucoup de peuples primitifs, ne connait pas de raison lorsqu'il boit.

Assis devant sa bouteille de liqueur, les yeux fixés dans le vague, il boit autant qu'il le peut, le plus vite possible, et ne s'arrête pas à la savourer par petites fractions. Le résultat en est que les accidents sont la suite d'accès aigus d'ivresse et non d'imprégnation chronique par le poison. Partant, ils n'en sont que plus dangereux. N'avons-nous même pas vu à Tananarive des individus dont la spécialité était de boire une bouteille de rhum ou de cognac, d'un trait et sans s'arrêter ! Inutile de dire qu'ils ne pouvaient recommencer souvent cet exercice.

Les cargaisons venaient :

De la côte d'Afrique,

De la Réunion,

De l'Ile Maurice et d'Europe.

De la côte d'Afrique : Les arrivages étaient très restreints. Il en était de même pour les alcools européens ; ceux-ci étaient rares.

Bien au contraire les colonies de la Réunion et Maurice voyaient, sur le marché de Tananarive, leurs provisions disparaître très rapidement. Elles fabriquaient en grande quantité le rhum et le cognac ; puis elles en écoulaient la meilleure partie à leurs habitants et envoyaient à Madagascar les alcools dénaturés, les cargaisons avariées dont les colons ne voulaient pas. Aussi ne faut-il pas s'étonner de ce que le fléau ait fait tant de ravages dans l'Ile; les alcools ne pouvaient que dégrader la population avec une rapidité vraiment très grande.

Toutefois il ne faudrait pas croire que le peuple lui-même fût absolument privé d'alcool. Il en achetait aussi lorsque les plus fortunés en avaient laissé sur le marché : Au reste, s'il ne pouvait se le procurer avec de l'argent, il le volait : le résultat était le même.

Deuxième phase. — C'est alors qu'apparut l'alcool indigène. La fabrication en était simple et peu coûteuse ; on en pouvait distiller en une fois de grandes quantités, aussi le prix de revient en fut-il très peu élevé. Par suite le prix de vente en était modeste, 0,60 le litre, si bien que le peuple fit de cet alcool de troisième ordre, son alcool ordinaire. (Car la distillation fournit plusieurs sortes d'alcool, et l'alcool le moins cher est celui qui provient de la troisième distillation.)

La préparation en devint rapidement universelle. L'abus de cet affreux liquide s'étendit avec une rapidité toujours croissante ; le peuple se prit à l'aimer et à en faire sa boisson habituelle : la dégénérescence de la race ne fit que s'en accroître.

On s'étonnera peut-être que les palais et les gosiers des Malgaches pussent supporter sans trop d'inconvénient, des liqueurs aussi fortes. Cela tient à ce qu'ils avaient (surtout depuis une quinzaine d'années) l'habitude de mâcher des herbes amères, et particulièrement du piment ; les femmes surtout l'apprécient. On prend du piment rouge ou du piment vert qui est plus fort que le rouge et on le mâchonne frais, comme les paysans européens mangent l'oignon.

Ordinairement on l'assaisonne avec du sel et du vinaigre ; même on le réduit en poudre pour faire en quelque sorte une sauce au piment.

Cette épice est très prisée des buveurs : de même que les Romains, après avoir trop bu, se faisaient vomir pour boire de nouveau, de même les Malgaches se cautérisaient-ils en quelque sorte, les muqueuses buccale et pharyngée afin de boire plus facilement leurs alcools. Au reste, le piment avait-il encore un avantage à leurs yeux, c'est qu'il incite à boire. On ne sera donc pas trop étonné de ce que nous avons dit tout à l'heure : Le Malgache boit jusqu'à ce que sa bouteille soit vide : il en absorbe ainsi quelquefois jusqu'à trois litres par jour.

A l'encontre de ce qui se passe en Europe, où l'alcoolisme est plus répandu chez l'homme que chez la femme, on peut dire qu'à Tananarive l'alcoolisme fut aussi répandu chez la seconde que chez le premier. On prévoit facilement le déplorable résultat que cela entraînait : stérilité, avortement, fausses couches, malformations chez les descendants.

Enfin il n'est pas jusqu'aux enfants que l'alcoolisme n'envahît. Suivant l'exemple de leurs parents, ils s'habituaient de très bonne heure aux liqueurs fortes ; et, ne pouvant s'en procurer, ils les volaient ou les prenaient lorsqu'ils les trouvaient. Il en résultait que l'on ne devait jamais laisser à portée d'un enfant un liquide alcoolique ou un liquide ayant la couleur d'alcool de peur qu'il ne l'absorbât. C'est ainsi que nous fûmes appelés pour ces sortes d' « erreurs d'alimentation », s'il est permis de s'exprimer ainsi, plusieurs fois, notamment dans les deux cas suivants : Un garçon de quinze ans avait vu sur une table une petite fiole grise contenant un liquide jaune brunâtre. Croyant que c'était du rhum, il profita d'un moment de solitude pour l'atteindre et l'absorba tout entière. Or elle contenait de la teinture d'aconit. Malgré tous nos efforts, il expira rapidement.

Le second concerne une jeune domestique que son maître, un médecin, envoya chercher des médicaments. Parmi ceux-ci, se trouvait une bouteille contenant de la teinture d'aconit dont la couleur rappelle celle du rhum. L'erreur fut la même que dans le cas précédent, et la mort survint aussi rapidement : un émétique administré en toute hâte n'empêcha pas la malade de succomber.

Ces deux exemples suffisent pour faire comprendre quelle effroyable extension avait pris le fléau dans les dernières années qui précédèrent la conquête française. L'alcoolisme n'avait pas envahi tous les individus mais il avait envahi toutes les classes, ce qui est plus grave : Répandu uniformément sur les hommes, les femmes et les enfants, il aurait fait de la race hova auparavant si forte, une race abâtardie si les gouvernants et les missionnaires n'avaient eu soin de lutter de toutes leurs forces contre le fléau.

B) *Phase de réaction.* — La phase de réaction commença dès l'année 1828 avec l'avènement de la reine Ranavalona Ire, femme du roi Radama Ier. Instruite par la mort de son mari, et témoin de la dissolution des mœurs, elle voulut prendre les plus sévères mesures contre l'alcoolisme.

Au reste, sous l'influence de l'alcool la dissolution n'existait-elle pas que dans les mœurs : il en était de même pour l'obéissance, pour la discipline : l'organisation supérieure de la race hova avait fait la force du roi Radama Ier et cette obéissance devenait moins exacte et moins stricte ; le prestige du roi avait diminué légèrement aux yeux des officiers. De plus, Ranavalona Ire était une femme, et, bien que les femmes aient à Madagascar, le même droit à la couronne que les hommes, elle n'en craignait pas moins de voir son autorité diminuer.

Enfin, c'est, obéissant à une mesure de sage prudence qu'elle édicta ses lois contre l'alcoolisme ; elle s'apercevait que loin d'empêcher l'immixtion des étrangers (qu'elle détestait) dans les affaires intérieures du pays, l'alcool tendait à la favoriser. Elle décida donc dès son avènement que :

1° Il était interdit au peuple de vendre ou d'acheter et surtout de fabriquer de l'alcool.

2° Tout individu trouvé en état d'ivresse une première fois, serait mis en prison.

3° Tout individu trouvé ivre pour la seconde fois serait décapité.

Ces lois furent promulguées dans Tananarive et

tous les environs ; elles donnèrent à réfléchir aux ivrognes : plusieurs tentèrent cependant de continuer comme par le passé à absorber leur liquide favori, et se laissèrent ramasser ivre-morts dans la rue, ils furent emprisonnés. Ayant recommencé, ils furent décapités.

On s'étonnera peut-être et on sourira de ces lois si radicales pour une faute qui est considérée actuellement, chez les peuples civilisés, comme relativement excusable ; mais qu'on ne l'oublie pas ; il était nécessaire d'employer des moyens radicaux avec un peuple chez lequel l'obéissance aux lois n'était pas la première des vertus.

De plus, la reine était excessivement autoritaire et elle se savait à même de poursuivre son œuvre d'assainissement jusqu'au bout : un fait banal d'ailleurs, donnera une idée de son caractère, et expliquera peut-être la rigidité de l'édit que nous avons rapporté :

On sait qu'autour de la reine se tiennent ses servantes, il en est toujours une auprès d'elle pour l'éventer ou la masser pendant son sommeil ; les autres se tiennent assises, les jambes repliées sous les cuisses, dans la position des tailleurs, et les mains jointes, les coudes appuyés sur les genoux. Elles se lavent les mains et les avant-bras avant de prendre leur service devant la reine, et ne doivent plus rien toucher.

L'une d'elles s'endormit un jour, fatiguée : en dormant ses mains touchèrent sa tête ; mais elle se réveilla aussitôt. La reine s'en était cependant aperçue, et n'en avait rien dit.

Puis, tout d'un coup : « Allez me chercher de l'eau » dit-elle. La servante obéit et rapporta l'eau : « Pourquoi ne vous êtes vous pas lavé les mains? » dit la reine. Et comme l'autre restait muette : — « Oui, dit-elle, en dormant, vos mains ont touché votre tête. » Elle la fit fouetter très sévèrement jusqu'à ce que le sang coulât. La faute était bien légère, mais la reine voulait un respect absolu.

En second lieu, elle fit supprimer toutes les cargaisons d'alcool qui arrivaient à Tananarive.

Elle les fit mettre dans un coin de son palais ; quelques-uns essayèrent bien d'en voler, mais ils furent décapités.

Ainsi l'alcoolisme aurait-il dû disparaître très rapidement ; malheureusement l'alcool ne disparut pas, et son importation continua à peu près comme par le passé.

La reine s'en servait en effet comme d'un instrument de domination. Lorsqu'elle était satisfaite des services que lui avait rendus quelqu'un du peuple ou des officiers, elle lui faisait remettre une ou deux bouteilles de rhum. L'heureux destinataire avait alors le droit de le boire et de s'enivrer soit seul, soit en compagnie des personnes de sa famille, à condition toutefois que son ivresse ne fût pas publique et qu'il ne sortît pas de chez lui : Bientôt ce fut un luxe, on s'alcoolisait pour ainsi dire « à la santé de la reine ». L'honneur de « la bouteille » devint une des plus grandes récompenses que l'on pût obtenir, et l'on se considérait comme beaucoup plus honoré par une bouteille de rhum que par une grosse somme d'argent.

Malgré cela, il est aisé de comprendre que s'il ne disparut pas complètement, l'alcoolisme dut cependant être assez restreint, assez peu étendu ; et si les successeurs de la reine avaient suivi son exemple, il n'est pas douteux que l'alcoolisme n'eût été à la longue totalement enrayé dans sa marche

Du moins, parlons nous de l'alcoolisme dans l'Imerina. Car les Sakalaves, les Betsimisaraka et les peuples côtiers échappaient à ce soigneux contrôle.

Règne de Radama II.

Trente-trois années après, elle mourut. Son successeur et fils Radama II monta sur le trône en 1861.

Sous son règne l'alcoolisme fit un grand progrès. Loin de suivre les exemples de sa mère, le roi laissa aller le fléau librement. Très alcoolique lui-même, il ne pouvait que favoriser le commerce des alcools. Ce fut sous son règne qu'on commença à fabriquer ce terrible alcool indigène qui atteignit si vite un grand débit. Les mœurs, en même temps se dissolurent plus que jamais ; le roi lui-même donna un exemple déplorable. A l'encontre de Radama Ier qui savait rester sobre lorsqu'il devait traiter des questions intérieures du royaume, il s'enivrait tout le temps.

Souvent, les consuls étaient obligés de traiter avec lui pendant ses accès d'ivresse ; ils en obtenaient alors ce qu'il voulaient.

Il fut loisible de s'enivrer dans la rue, au palais ou chez soi : les instincts se pervertirent ; le roi se plaisait à provoquer des rapports anormaux entre la race humaine et les différentes races animales ; et le peuple en était témoin. Tout cela ne pouvait qu'être excité par l'abus des liqueurs fortes.

Les sages lois de l'époque précédente ne tardèrent pas à tomber en désuétude.

Il n'y a aucun détail à signaler, dans la lutte anti-alcoolique, sous ce règne, non plus que sous le règne de sa femme qui commença en 1866.

Si celle-ci pour sa part, fut très sobre et ne but jamais, elle n'en souffrit pas moins que ses sujets s'alcoolisassent convenablement, et on continua, comme du temps de son prédécesseur, à rencontrer dans la rue, des ivrognes en train de vomir, de dormir ou de faire un accès de delirium tremens.

Règne de Ranavalona II (1868-1883).

Avec cette reine, la lutte entre dans une nouvelle et dernière phase. Elle fut admirablement organisée : car la reine fut aidée par les missionnaires anglais. Ceux-ci qui avaient pris un grand ascendant sur elle la convertirent au protestantisme qui est, depuis, resté la religion d'Etat à Madagascar, jusqu'en 1895, et lui enseignèrent que l'alcoolisme est un fléau qui abâtardit une race et la met dans un état d'infériorité marquée sur les autres.

Elle fit publier :

1° Que tout individu trouvé en état d'ivresse serait arrêté et jeté en prison.

2° Qu'il y resterait jusqu'à ce qu'il eût payé une, amende de 70 francs ;

3° Au cas où cette amende ne pourrait être payée le délinquant resterait en prison.

Ainsi fut-il fait, et l'on vit des ivrognes qui s'étaient laissés choir au coin d'une rue, se réveiller en prison et y rester plusieurs mois jusqu'à ce que quelqu'un de leur famille eût payé l'amende.

Mais comme il pouvait se faire que la famille ne fût pas assez riche pour donner 70 francs, la reine établit que chaque jour de prison diminuerait l'amende de 0 fr. 60 ; cela portait le maximum de l'emprisonnement à quatre mois.

La reine avait créé pour veiller à l'exécution de ces lois :

1° Un corps de soldats qui partait tous les jours en patrouille pour ramener les ivre-morts ou les délirants ;

2° Un corps d'inspecteurs, à seule fin de contrôler chez les habitants mêmes, l'observation rigoureuse des lois.

Chaque inspecteur était muni d'un sceau afin qu'on pût le reconnaître. A toute réquisition, les habitants quels qu'ils fussent, devaient introduire cet agent dans leur maison et la lui laisser visiter tout entière pour voir s'il y avait quelque part de l'alcool en réserve ou un appareil de distillation dont l'habitant non autorisé aurait pu se servir. Ce corps rappelle le corps des contrôleurs des tabacs de la Régie en France.

Au cas où l'habitant était trouvé en contravention aux lois, il tombait sous le coup des ordonnances énoncées.

Malheureusement, pour exciter le zèle de ces inspecteurs, on leur promettait une prime chaque fois qu'ils dénonçaient une contravention. Aussi en abusaient-ils. La reine en releva quelques-uns de leurs fonctions parce qu'ils faisaient de faux rapports. Voici comment ils procédaient :

Ils cachaient dans une de leurs poches une petite bouteille remplie d'alcool. Profitant d'un moment de solitude, ils la répandaient par terre, et accusaient le pauvre habitant de recéler de l'alcool. Deux témoins quelconques étaient requis pour constater la présence de la matière prohibée et procès-verbal en était dressé.

Ajoutons qu'en revanche, la fabrication du rhum devenait clandestine. Les habitants allaient le fabriquer à la campagne, très loin de la ville et le rapportaient en secret.

Les missionnaires, de leur côté, ne restèrent pas inactifs : ils fondèrent une sorte de ligue où chacun s'engageait à ne pas abuser des liqueurs fortes, ou à n'en boire que lorsqu'une ordonnance médicale leur conseillerait d'en faire un usage modéré ; cette ligue fut soigneusement organisée, et il y eut même tout un alphabet composé par un pasteur indigène qui relatait les méfaits de l'alcool, et apprenait aux enfants à craindre ses effets. Cet alphabet était enseigné à tous les élèves des écoles protestantes, surtout aux petites filles, et la plupart d'entre elles le savaient par cœur dès qu'elles étaient capables de retenir quelque chose. Chaque vers d'une strophe de quatre vers commençait par une lettre de l'alphabet. Cela faisait vingt-cinq couplets ; il suffira d'en citer deux. Ils montrent bien quelle importance on attachait à cette extension croissante de l'alcoolisme.

Abidin'ny toaka.	*Alphabet de l'alcool.*
Adala ny olona izay dorodava.	Sot, est celui qui est toujours ivre.
Agebok y ireny ny vola ka lany,	Il prend l'argent et le dépense.
Ataony ambody barika ka rava ;	En le mettant tout entier dans le fond du tonneau.
Aretina mandoza ny vokatry izany.	Une grave maladie en est la cause.
Bonedany ny sasany ilay taia toaka.	On prend l'ami de l'alcool,
Baboiny daholo ny lamba rebetra.	On lui enlève tous ses habits,
Betao, afatory, ka dia misafoka.	Prenez-le ! liez-le ! et il se met en rage,
Bolaky sy gadra ka dia manjoretra.	On le lie avec une cangue et une chaine : le voilà triste.

Cet alphabet fut enseigné par ordre de la reine jusqu'en 1895.

CHAPITRE IV

Des alcools, importés ou fabriqués, et de leur fabrication locale.

Nous voulons expliquer ici dans tous ses détails la fabrication de l'alcool à Madagascar ; il sera ainsi plus facile de se rendre compte des accidents qu'il causa et, montrant quels principes toxiques entraient dans sa composition, fera comprendre à tous son terrible effet sur l'organisme.

Des alcools importés, nous ne parlerons que peu : On a vu au précédent chapitre qu'ils comprenaient le rhum, le cognac, le vermouth, l'absinthe, l'anisette. Le rhum venait surtout et même presque exclusivement de l'île Maurice ; les autres venaient de la Réunion et d'Europe. Le détail de leur fabrication est connu ; il ne rentre pas dans le cadre de cet ouvrage. Mais il est bon d'indiquer dans ce chapitre, leur prix dans ces dernières années.

Le rhum venait de l'île Maurice par barriques de 210 à 220 litres ; il était de qualité très inférieure, et se vendait d'ailleurs au prix modique de 15 à

20 piastres la barrique, ce qui fait 75 à 100 francs. A cause de ce prix peu élevé, il s'en consommait 14 à 1500 barriques par an. Cela en porte le chiffre à 300.000 litres, ce qui était beaucoup pour le rhum seul à Tananarive. (Cette ville ne comptait que 100.000 habitants.)

L'absinthe était de marque très inférieure bien entendu. Mais son prix plus élevé (10 ou 12,50 la caisse de 12 litres) était cause que l'on n'en vendait que 3 à 4,000 caisses par an. Ce chiffre est cependant encore respectable, il en porte la consommation à 48,000 litres.

Quant au *cognac* il ne pouvait se placer que si son prix ne dépassait pas 20 francs la caisse de 12 litres ; sa vente était extrêmement restreinte.

Les autres alcools se vendaient en moins grande quantité encore.

Ces quelques chiffres, qui concernent une seule catégorie d'alcool permettent de comprendre, mieux que tous les raisonnements possibles combien l'alcoolisme était répandu.

Alcool indigène. — L'alcool indigène fut inventé à la fin du règne de Ranavalona Ire. A cette époque, on commençait à connaître les secrets de la fabrication du rhum ; on savait qu'il résultait de la distillation de la canne à sucre. Or cette plante pousse aussi à Madagascar. De là à l'utiliser, il n'y avait qu'un pas.

Ce pas fut bientôt franchi. Dans un louable désir de se procurer de l'alcool à brûler, on essaya de distiller la canne à sucre. Les premiers essais ne furent pas remarquables, mais on perfectionna très rapidement les procédés, et plus tard les indigènes en fabriquèrent eux-mêmes et se mirent à le boire.

On fabriquait le « toaka » ou alcool, de deux façons :

1° *Avec du miel.*

2° *Avec la canne à sucre.*

Le second de ces procédés est le plus employé : la matière première en est plus commune : elle est plus abondante.

La canne à sucre pousse partout : on la cultive volontiers, et les indigènes en vendent en Europe pour faire du sucre. De plus ils la mangent comme friandise, la suçant, pour en exprimer le jus et en jetant la tige, une fois vidée. Les enfants l'apprécient beaucoup, de même qu'en Europe nous voyons les enfants sucer le bois de réglisse et en jeter la racine une fois le jus exprimé.

1° *Avec le miel* : On recueille les rayons, suivant les procédés ordinaires. On les prend tels quels, et, sans les nettoyer ni faire couler le miel, on les porte dans une jarre d'eau.

Là on les laisse pendant quelques heures, afin de laisser l'eau les pénétrer.

Puis on les pétrit sous l'eau, avec les mains ; le miel se dissout et se sépare de la cire. Celle-ci est malaxée dans les doigts et exprimée jusqu'à ce qu'elle ne forme plus qu'une masse souple, malléable, ne renfermant plus de miel. On la jette ou bien on la fait fondre pour l'employer aux usages les plus variés auxquels la cire peut servir.

Le liquide sucré qui reste dans la jarre est versé dans une courge séchée : Ce fruit vidé en son centre et convenablement séché forme une calebasse ou grand récipient très léger et très utile.

L'eau sucrée avec le miel y fermentera pendant une huitaine de jours, quelquefois plus, suivant l'état de la température. Avec la chaleur, la fermentation va plus vite, il se produit un dédoublement du sucre en alcool, et gaz carbonique sous l'influence des micro-organismes.

Puis on soumet ce liquide fermenté à la distillation.

2° *Avec la canne à sucre.* — Le procédé est le même ; la différence vient seulement de ce qu'ici le sucre est contenu dans les canaux de la tige qu'on ne peut pétrir comme les rayons de miel. Le procédé d'extraction en a été perfectionné plus tard. A l'origine, on procédait ainsi :

1er procédé. — 1° On prend des tiges fraîches, on en enlève les feuilles et les deux extrémités, n'en gardant que la partie moyenne. On en prépare ainsi une grande quantité.

2° Puis on écrase la tige dans toute sa longueur ; le suc en sort déjà un peu, cet écrasement n'est que partiel : il est destiné à faciliter le temps suivant.

3° On la coupe en morceaux assez petits, puis on met ces morceaux dans un bassin appelé pirogue ou dans un trou maçonné et étanche contenant de l'eau.

4° On le laisse là jusqu'à ce qu'on juge la fermentation suffisante, ce point est obtenu généralement en cinq ou six jours; puis on retire le tout et on procède à la distillation.

2e *procédé.* — Ce n'est qu'un perfectionnement du précédent; les cannes à sucre sont préparées de la même façon, mais au lieu de les écraser puis de les couper, on les fait passer entre deux cylindres qui les écrasent complètement, et, les comprimant autant qu'il est possible, en font sortir tout le jus.

Un récipient est placé au-dessous de l'appareil qui porte les deux cylindres. Il a une forme de cuvette inclinée, le jus se rassemble à sa partie inférieure où il suffira de le prendre. Il ne reste plus qu'à le faire fermenter comme précédemment et pendant le même laps de temps.

Distillation. — On place le jus fermenté dans un récipient en terre, sorte de grande marmite de forme comparable à une poire. C'est elle qu'on placera au-dessus du foyer. A sa partie supérieure, près du col, est situé un orifice auquel on adapte un tuyau; ce dernier est représenté souvent par un bambou creux; d'autres fois c'est un tube de métal; dans les appareils bien construits, il y a un véritable serpentin en métal.

Ce serpentin passe dans un récipient contenant de l'eau froide, qui jouera le rôle de réfrigérateur; il est en bois ou en maçonnerie.

Tous les joints du couvercle et des tuyaux sont bouchés hermétiquement avec de la terre glaise; et les produits de la distillation sont reçus dans un vase placé à l'autre extrémité du serpentin. Il ne s'agit plus que de chauffer lentement la marmite. Les indigènes entretiennent ordinairement un feu de bois au-dessous, avec des herbes et des racines de canne à sucre. La chaleur ainsi dégagée est peu grande, et c'est un fait très important pour avoir un rhum buvable que de chauffer très modérément. Les indigènes savent admirablement entretenir leur feu afin de ne pas précipiter la distillation : En chauffant lentement on obtient trois variétés d'alcool ; En chauffant vite les différents alcools se distillent en même temps, et on obtient un rendement moins grand.

La première distillation est appelée fleur de rhum ; elle marque 90° à l'alcoomètre, c'est la plus forte, et celle dont le rendement est le plus avantageux car on y met de l'eau pour en diminuer la force : c'est ce qui explique que la fabrication en soit assez délicate.

Il a nettement le goût de rhum, c'est du rhum très fort et un peu brûlé en quelque sorte.

Nous ne saurions mieux le comparer qu'à un rhum de la Jamaïque ayant en même temps le goût de l'eau-de-vie de fruits.

Cette « fleur de rhum » est naturellement appréciée et recherchée : c'est la plus chère.

Les alcools suivants sont moins forts ; le second atteint 50 à 55°.

On le vend tel quel ; mais le dernier n'atteint que 30 à 40 degrés ; il est trop faible, aussi d'ordinaire, le reverse-t-on dans la marmite pour le concentrer.

Alors on a une qualité qui égale à peu près le second alcool de la première chauffe.

Il n'est pas indifférent d'employer la canne ou le miel : l'alcool provenant de la distillation de la canne à sucre est plus fort, plus alcoolisé ; tandis que celui qu'on obtient par distillation du miel fermenté, est plus doux et moins parfumé.

Voilà quels sont les deux grands procédés de fabrication de l'alcool indigène. Tels qu'ils sont indiqués ici ; ils semblent ne pas être plus dangereux que les alcools européens ; mais il ne faut pas croire qu'on les employait tels quels ; on les aromatisait.

Les arômes étaient variés et choisis. C'étaient : de l'arôme à la carotte, à l'absinthe, voire même à l'anis. Ce dernier alcool était retiré de l'havozo, petit arbre qui pousse en pleins champs. Pour parfumer l'alcool, on mettait la carotte, l'absinthe à macérer pendant 15 à 20 jours, puis on filtrait ou on redistillait.

Ce procédé était un peu long, aussi quelques-uns allaient ils plus vite. Ils mélangeaient à la liqueur mère fermentée, les fruits dont nous avons parlé, les laissaient macérer dedans et distillaient ensuite.

Bien que la canne à sucre soit très peu chère et très répandue, on fabriquait de l'alcool avec d'autres fruits encore. C'étaient :

L'ananas : On le coupe en tranches ; on le laisse macérer dans l'eau, on le pétrit ; on le laisse fermenter et on distille.

On n'en retire qu'une qualité d'alcool, il est agréable, parfumé, assez délicat.

La banane : l'arôme de l'alcool rappelle le goût du fruit. Celui-ci est connu des Européens, cependant le goût en est plus fort que celui de la banane d'Algérie.

Le maïs, le riz : l'alcool fourni par ces deux sortes de graines fermentées pendant longtemps est peu fort; il rappelle légèrement le goût du houblon; mais à cause de son peu de goût il n'était guère recherché.

Enfin, il existait des variétés d'arômes qu'on vendait peu : nous les avons mis en fin de ce chapitre parce qu'ils ne peuvent compter comme arômes ordinaires. On y trouve le *vahivoraka*, plante vénéneuse et purgative, qu'on mélangeait avec la canne à sucre; ses effets sont désastreux comme on le comprend facilement, mais le goût en est très accentué. Fort peu d'alcooliques peuvent le supporter.

Le voaroy ou mûrier. On en fabriquait un véritable vin qui enivrait lentement.

L'hatsikana, arbuste dont on utilise seulement l'écorce, c'est le xerochlamys pilosa.

Le ravintsara (agalophyllum aromaticum) dont le parfum ressemble au laurier, il était assez goûté.

C'étaient là tous les arômes qu'on utilisait. On voit que la liste en est déjà longue. Tous étaient à peu près toxiques au même degré; et c'est là le point qui nous intéresse; toutefois le plus dangereux de tous sans contredit était l'alcool au vahivoraka.

CHAPITRE V

Les accidents.

Nous venons d'étudier l'extension, la progression de l'alcoolisme, et les variétés de liqueurs fortes que l'on trouvait à Tananarive. Nous voulons maintenant indiquer à quels accidents de l'alcoolisme le médecin avait à parer à Madagascar, et de quelles ressources scientifiques et thérapeutiques il pouvait disposer.

Historique. — La connaissance de l'entité morbide que constitue l'alcoolisme ne remonte pas bien loin, chez nous. Si on soignait les alcooliques, et si on savait à quelle étiologie il fallait rapporter les lésions que l'on observait, on ne les reliait aucunement entre elles, et on ne se préoccupait guère que de la question thérapeutique.

Celle-ci elle-même était restreinte. On était trop désarmé devant un alcoolique pour savoir instituer autre chose qu'un traitement symptômatique banal, et l'éducation scientifique du médecin malgache en matière d'alcoolisme était un peu délaissée. Pour notre part, nous nous souvenons parfaitement que lorsque nous commençâmes nos études, en 1870, à la petite école anglaise et norvégienne de Tananarive, le mot alcoolisme ne se trouvait pas encore inscrit au tableau des cours.

Cependant, six ou sept ans auparavant déjà, un professeur distingué de cette petite école, le docteur Davidson, anglais, avait cherché à attirer l'attention des médecins indigènes sur cette intoxication. Il avait parlé dans ses cours, à chaque article qu'il traitait et qui pouvait avoir quelques rapports avec l'alcoolisme, de la gravité des accidents que ce fléau causait, et de l'irréparabilité ordinaire de ces lésions. En relisant nos cours, nous retrouvons dans nos notes, ces quelques observations, faites trop rapidement, au milieu de toutes les matières qu'il fallait enseigner.

Ce ne fut guère que quelques années plus tard, trois ans environ, que le docteur Mackie, Anglais, et, avec lui le docteur Boregrevink, Norvégien, firent entrer l'alcoolisme dans le programme de l'école, et voulurent en faire un chapitre à part afin de faire comprendre aux futurs médecins l'intérêt qu'il y avait à connaître le mal pour lutter utilement contre lui. Ils voulaient ainsi faire entrer indirectement dans l'esprit du peuple, la crainte de l'alcool.

Pour indiquer quelle importance ils surent donner à cette matière, il suffira de dire que quelques années plus tard le docteur Mackie fut attaché à la Cour pour soigner spécialement les accidents de l'alcoolisme.

Au premier abord on est étonné de voir une intervention si tardive de la part des médecins ; mais en réfléchissant on y trouve une excuse, et celle-ci suffit non seulement pour expliquer, mais encore pour justifier la conduite des médecins de Tananarive.

En effet, nous avons dit combien l'alcoolisme était répandu ; nous avons indiqué quels alcools on buvait, nous avons montré dans quelles proportions on les consommait, on ne s'étonnera donc pas que les accidents de l'alcoolisme chronique fussent rares, et que, pour ceux de l'alcoolisme aigu on n'eût pas le temps de les prévenir.

Nous diviserons très artificiellement les complications que l'on rencontrait à Tananarive en trois catégories.

1° Complications nerveuses,

2° Complications digestives.

3° Complications chez les descendants.

Cette division tout arbitraire nous permet d'exposer très clairement les principaux accidents que l'on rencontrait.

1° *Complications nerveuses*. — C'étaient surtout :

Le coma.

Le delirium tremens.

Le délire chronique qu'on appelait folie (adala).

Ces complications se rencontrent partout, mais là, elles atteignaient, étant données les conditions de réceptivité, une intensité toute particulière.

Le Coma est de règle après l'ivresse. Aussi le Malgache ayant bu de l'alool est-il pris d'une tristesse intense ; il fuit la société de ses semblables, marche dans les rues et tombe au coin d'un mur, souvent isolé. Alors il dort ; son sommeil se prolonge durant plusieurs heures ; la nuit vient, il se refroidit, et est incapable de bouger. Par moments, il semble sortir de sa torpeur, se soulève regarde d'un air hagard autour de lui, ne sait pas où il se trouve, et son cerveau imprégné d'alcool lui conseille de se rendormir. Il retombe dans son sommeil ; au soleil levant, les mouches pondent leurs œufs sur lui et lorsqu'on le rencontre, — car il sera incapable de marcher durant un ou deux jours, — il a des vers dans les narines, les orbites et souvent la bouche.

D'autres fois, après avoir erré, il tombe dans une rue exposée au vent, il s'endort et il meurt de froid sans s'en rendre compte.

Ou encore il sort de la ville, la campagne est déserte ; il suit la route en zigzagant, bascule sur le bord du fossé, y tombe et se noie.

Ces noyades étaient assez fréquentes. Les rivières sont nombreuses dans les campagnes qui bordent la route. Aussi, au cas même où l'ivrogne ne se noie pas, prend il les fièvres paludéennes qui évoluent très rapidement sur son organisme affaibli.

Au reste, il arrive même souvent que le matin, on trouve dans le lac qui est au centre de la ville, des cadavres d'ivrognes qui s'y sont noyés la nuit.

Il s'agit même, le plus souvent dans ces cas, de crime, car les rixes sont fréquentes entre ivrognes, et le lac est là pour débarrasser les plus forts de leurs adversaires titubants.

Nous avons été témoins souvent de ce genre de mort.

Il n'est pas jusqu'aux voyageurs qui vont de Majunga ou de Tamatave à Tananarive qui ne perdent la nuit un ou deux de leurs porteurs qu'on retrouve noyés dans les marais, parce qu'ils se sont enfuis dans un accès d'ivresse.

Les malheureux, s'ils ne meurent pas à la suite d'un des accidents énoncés ci-dessus, en sont réduits à traîner misérablement leur vie, incapables d'effectuer un travail quelconque. Ils se font porteurs d'un des ports vers le centre, dénués de ressources et alcooliques au point que lorsqu'ils n'ont plus d'argent ils vendent leurs lamba (grand manteau) pour boire et non pour manger.

Le delirium tremens est à Tananarive aussi fréquent que le coma alcoolique. Comme l'ingestion d'alcool n'est jamais modérée, le buveur ne sort de son coma que pour commencer un accès de delirium tremens.

Cet accident est plus fréquent chez les riches que chez les pauvres. Cela paraît surprenant au premier abord, mais est bien facile à comprendre : le pauvre ne peut guère acheter qu'un verre d'alcool à la fois ; le riche au contraire s'offre une bouteille entière; c'est ce qui explique aussi que les délirants aigus ne se rencontrent pas dans la rue. Les habitants sont pris dans leur maison ou chez un ami, de leur accès, un, deux ou huit jours après leur excès. C'est à ceux-là que les médecins sont le plus souvent appelés à donner leurs soins.

Dans ces cas, on observe au cours du délire tous les accidents qui l'accompagnent, hallucinations, visions terrifiantes, poursuites folles et la scène se termine souvent par une apoplexie cérébrale.

L'hémorrhagie cérébrale est du reste fréquente même en dehors du delirium tremens par suite de l'artériosclérose ; il en est de même du ramollissement cérébral, dû la syphilis jointe à l'alcoolisme.

Le délire chronique est plus rare parce qu'il est entrecoupé d'accès aigus qui abrègent sa durée.

Nous n'avons pas constaté de névrites, de polynévrites, de pseudo-paralysie générale, pseudo-tabes, sclérose en plaques alcooliques car il est impossible d'attribuer ces affections à l'alcoolisme, la syphilis étant héréditaire chez la plupart des Malgaches.

2° *Complications digestives*. — C'étaient les plus fréquentes ; on les rencontre dans une proportion de beaucoup supérieure aux autres.

La gastrite chronique vient en tête des accidents; elle était pour ainsi dire constante chez tout buveur. Elle s'accompagnait d'anorexie complète, de constipation, de douleur épigastrique très intense ; les vomissements vidaient incessamment l'estomac du buveur qui ne pouvait rien garder. Il nous souvient d'un malade dont l'estomac était si gravement touché et l'alcoolisme si invétéré que dès qu'il approchait de sa bouche un verre de rhum, il avait des nausées et rendait le contenu de son estomac.

Cela n'empêchait pas que moyennant une forte dose de piment, il pouvait boire son rhum. Nous laissons apprécier de loin quelles pouvaient être les lésions d'un estomac semblable.

La gastrite était souvent ulcéreuse ; on retrouvait alors la douleur intense, le vomissement après chaque ingestion, et les divers symptômes qui lui sont propres ; il était fort difficile de guérir ces malades parce qu'ils ne voulaient pas s'accommoder d'un régime d'où l'alcool était absolument proscrit.

Les cirrhoses étaient très répandues.

C'était *la cirrhose atrophique* avec diminution de volume du foie, hématémèses la plupart du temps foudroyantes. C'était un genre de mort que nous avons rencontré beaucoup plus qu'à Paris toutes proportions gardées. Cela se conçoit bien d'ailleurs ; le foie des buveurs malgaches étant extrêmement vite altéré à cause des toxines qu'il devait arrêter.

Il eût été intéressant de noter la fréquence de la cirrhose biliaire hypertrophique par rapport à l'alcoolisme, mais cette affection n'était pas décrite à Madagascar ; on la considérait comme une cirrhose alcoolique hypertrophique avec ictère.

Les abcès du foie étaient fréquents à cause de la dysenterie ; mais il est manifeste qu'ils évoluaient plus vite chez les alcooliques que chez les gens normaux.

Nous n'avons vu qu'un cas d'*ictère grave* ; non que

cette affection dépende directement de l'alcoolisme, mais il est logique de penser que ce dernier altérant le tissu hépatique, l'infection aiguë hépatique dût se rencontrer à Tananarive avec une fréquence plus grande.

3° *Complications chez les descendants.* — L'hérédité alcoolique est sans contredit un facteur puissant de la dégénérescence des Malgaches, au moins de certaines races de l'Ile. Elle se manifestait chez les enfants par :

L'*épilepsie*, très fréquente. On rencontre souvent sur les routes des épileptiques en pleine crise. On s'écarte alors d'eux car on dit que quiconque touche un épileptique devient lui-même épileptique. A moins toutefois que l'on n'ait sous la main une herbe à chiendent : car elle possède, dit-on, la vertu miraculeuse de rendre l'épilepsie non contagieuse. On la jette sur l'épileptique, puis on l'approche sans crainte.

La *scrofule*, l'*hydrocéphalie* étaient très répandues.

L'*hystérie* est très répandue ; surtout chez les femmes. L'alcoolisme ne joue que le rôle d'un agent provocateur.

Chez les mères :

L'*avortement provoqué* est excessivement répandu surtout dans la classe riche.

Une Malgache alcoolique n'aime pas concevoir parce que cela l'oblige à s'abstenir d'alcool pendant neuf mois (c'est l'excuse qu'on nous a donnée quelquefois) ; aussi se fait-elle avorter par les moyens habituels.

D'autres fois au contraire, c'est pour se faire avorter qu'elle boit de l'alcool ; ce fait se rencontre surtout chez les femmes qui ont beaucoup d'enfants ou qui craignent d'en avoir. L'alcool à haute dose les fait avorter presque sûrement.

L'avortement involontaire n'est pas moins fréquent d'ailleurs ; au milieu d'un accès d'ivresse ou de delirium, la femme expulse le produit de sa conception.

4° *Vaisseaux.* — Nous avons dit que l'hémorrhagie cérébrale se rencontrait assez souvent. Elle dépend de l'artériosclérose.

5° *Rein.* — *La néphrite* était très fréquente. C'était le type de la néphrite chronique, avec beaucoup d'albumine et peu d'urine. Elle constituait une fin fréquente pour les alcooliques. Vraisemblablement le rein était altéré par les toxines que le foie ne parvenait pas à détruire. Ainsi la vie de l'alcoolique se trouvait-elle très réduite ; la plupart des malades que nous avons vus, pour ne pas dire la totalité, mourait entre trente et trente-cinq ans, alors que la vie moyenne de ceux qui s'abstiennent d'alcool était de 50 à 60 ans.

Tel est, rapidement résumé, le tableau des accidents principaux qu'entrainait l'alcoolisme à Madagascar. Nous regrettons de ne pouvoir être plus abondants en renseignements anatomo-pathologiques, de ne pouvoir être plus féconds de détails sur tout ce que nous décrivons. Nous ne voulons pas en dire plus dans la description des symptômes : ce serait abuser de redites inutiles, car les livres classiques les expliquent amplement ; la seule partie qui eût été intéressante est la partie anatomo-pathologique : Or celle-ci nous est peu connue, non par suite d'incurie ou d'indifférence, mais parce que les autopsies étaient interdites dans l'île.

Quand un malade mourait, il était défendu de toucher à son corps pour l'ouvrir. A la vérité cette défense n'était-elle pas expresse, mais on ne songeait pas à la transgresser, car jamais une famille n'eût consenti à livrer le corps d'un des siens aux investigations scientifiques : de sorte qu'il ne venait jamais à l'esprit d'un médecin d'étudier son art ailleurs que dans les livres.

Cela résulte d'une tendance : le Malgache déteste voir un cadavre, et encore plus penser qu'il le deviendra.

Mais cela n'était pas sans porter atteinte à l'avancement de notre science, et le docteur Davidson dans son ouvrage de pathologie interne, les autres professeurs dans des pétitions cherchèrent à attirer l'attention du gouvernement sur ce fait évident, qu'il faut faire des autopsies pour se rendre compte des dégâts que cause la maladie : Ils ne purent réussir à vaincre un préjugé.

CHAPITRE VI

La thérapeutique Malgache en matière d'alcoolisme.

De tout ce qui précède, du fait que le buveur s'intoxiquait à très haute dose, que les accident aigus étaient si fréquents, que l'alcoolisme *chronique* était si rare, il résulte naturellement que la thérapeutique malgache était réduite à fort peu de chose.

Le cadre de ce chapitre va donc être restreint ; nous croyons qu'il n'est d'aucune utilité d'énumérer tous les médicaments qu'on employait, avec leurs indications, et de citer les améliorations qu'ils pouvaient produire : ce sont à peu près les mêmes que ceux qu'on emploie en France ; au contraire nous pensons qu'il est seulement intéressant de signaler quelques médicaments ou modes de médications propres au pays.

Le fond de tout traitement consiste à Madagascar à rassurer le malade, à faire preuve d'intérêt, à lui montrer, à deviner les véritables symptômes qu'il ressent : en un mot, à lui donner confiance. Le Malgache est en effet un être imaginatif, très impressionnable, que la maladie abat très rapidement, et qui ne sait pas, par lui-même, résister aux maux qui l'assaillent ; il faut qu'il trouve devant lui un de ses semblables qui sache lui donner l'espérance qu'il ne peut avoir.

C'est ainsi que tout médecin doit procéder dans notre pays ; il doit interroger le malade longuement, aussi longuement que possible, lui indiquer quelques-uns des signes qu'il ressent avant même qu'on les lui ait indiqués : le Malgache n'aime pas le médecin qui interroge peu ; il faut qu'il sente qu'il intéresse le praticien.

Bien que cela puisse étonner au premier abord, nous n'hésitons pas à affirmer que c'est là la moitié de la thérapeutique malgache, surtout en matière d'alcoolisme. Que de fois ne nous est-il pas arrivé qu'après avoir interrogé un malade pendant vingt minutes, une demi-heure avant de l'examiner, nous voyions la famille nous faire remarquer que nous n'avions pas demandé s'il ressentait telle douleur ou telle sensation : elle dit même au médecin d'ausculter, de palper avant qu'il ait jugé cela utile ; et une fois qu'il a ausculté et palpé et qu'il indique ce qu'il voit, la famille ou le malade le prie de réausculter, de repercuter, discute avec lui, et lui conseille, s'il ne la convainc, de recommencer son examen ; une fois cette longue phase de discussions oiseuses passées, il faut expliquer au malade ce qu'on a vu, ce qu'on a reconnu, le satisfaire en lui montrant qu'on remarque beaucoup de symptômes intéressants, et au besoin, discuter longuement encore avec lui.

(Ce besoin de discussion est inné chez le Hova ; on sait combien, sur le marché il faut discuter son prix, user d'arguments pour arriver à acheter un objet à un prix raisonnable, et la plupart de ceux qui ont eu à passer des marchés avec les Hovas, savent combien on perd de temps à raisonner avant d'obtenir.)

Cependant c'est là une excellente manière de préparer l'alcoolique au régime qu'il devra suivre ; il est difficile d'obtenir de lui qu'il s'abstienne d'alcool si l'on ne fait pas assez pénétrer dans son esprit la crainte de sa boisson favorite.

Là où la thérapeutique est réduite parce que le mal est surtout moral, ne doit-on pas suppléer à son insuffisance par les conseils salutaires qui relèveront l'âme du malade ?

Même dans les pays d'Europe, les armes dont le médecin dispose contre l'alcoolisme sont faibles ; le régime lacté constitue la vraie base du traitement ; or, que pensera-t-on, quand on saura que ce mode de traitement était fort peu employé chez nous ? Bien mieux, il était presque inconnu ; nous n'avons jamais mis un malade au régime lacté absolu ; nous ne pouvions penser à l'y mettre ; pour le Malgache, le lait qui ne coûte cependant que 0,15 le litre, n'est qu'un aliment pour les enfants, une boisson agréable quelquefois pour l'adulte ; on l'utilisait de diverses façons, mais on ne le prenait jamais à titre d'aliment, à l'exclusion de toute autre nourriture.

On se trouvait là en face d'un préjugé ; pour l'indigène d'avant la conquête, on ne peut vivre en buvant du lait seul, et les médecins anglais qui prescrivirent ce traitement durent l'abandonner rapidement.

Médicaments. — On les donnait un peu empiriquement : on traitait le symptôme dans son acception la plus simple : Purgatifs dans la constipation, alcalins ou bismuth contre la douleur et la sensation de brûlure ; bromure, chloral, morphine, opium, tartre stibié, contre le delirium, etc.... les seuls qui méritent une mention sont :

La teinture de piment, préconisée par les médecins anglais ; elle était stomachique, stimulante ; on la prescrivait à la dose de X-XV gouttes trois fois par jour, les malades la prenaient volontiers. Les effets en étaient très bons : l'appétit revenait, la parésie intestinale, les pituites disparaissaient, d'autant plus que le piment est légèrement purgatif.

La teinture de cannabis indica chanvre indien, était recommandée dans les cas de délire chronique ; mais on la mélangeait ordinairement au bromure et au chloral.

Ces deux médicaments méritent seuls une mention spéciale ; les autres remèdes sont ceux que nous voyons aussi souvent mis en œuvre en Europe.

Ce n'était là qu'un traitement palliatif ; un traitement curatif était plus en honneur à Madagascar, et quand il avait échoué, il restait fort peu de chose à faire.

C'était le suivant, inventé nous ne savons par qui, et employé d'ailleurs dans quelques rares localités en France. On prend une petite anguille de rivière ou une portion d'une grosse ; on gratte avec le dos d'un couteau la substance mucilagineuse, gluante, qui est à sa surface et qui rend l'anguille vivante si difficile à maintenir ; puis on la dissout dans un verre de rhum qu'on donne à boire au malade. Il le boit sans se douter de la préparation qu'il a subie, et, quelques minutes après, sa figure change ; il prend un air inquiet ; un goût nauséux lui vient à la bouche et il rend tout son alcool.

Lorsque cette opération a été faite par la famille dans le plus grand secret, le malade peut être guéri, car, ignorant la préparation qu'a subie le rhum, il attribue à tout alcool la même propriété, et cesse enfin de boire afin de ne plus ressentir ce malaise, qui est extrême. Nous avons vu une guérison complète par ce procédé.

On peut au lieu de racler le corps de l'anguille, la laver dans le rhum.

D'autres fois, c'est le vahivoraka qu'on met à macérer dans l'alcool ; il faut être un buveur bien endurci pour pouvoir supporter sans vomir cette macération. On le donne à boire au malade non prévenu ; les suites ne s'en font pas attendre, vomissements, diarrhée cholériforme très abondante accompagnée de douleurs abdominales ; Cette diarrhée séreuse comparable à celle du choléra asiatique, dure ordinairement de dix à douze heures, puis la guérison survient, laissant après elle un grand épuisement ; les malades sont corrigés pour un certain temps.

Mais ce remède s'emploie plus rarement que le précédent, il est dangereux : si l'ingestion d'alcool au varivoraka a été trop grande, la diarrhée persiste, des sueurs froides apparaissent, des vertiges, des syncopes, puis la mort dans l'hypothermie au bout de deux ou trois jours.

Ces deux méthodes étaient fréquemment employées par les familles ; on n'appelait le médecin que dans les cas extrêmes ; les familles, d'ordinaire, lorsqu'elles voyaient un de leurs membres s'alcooliser, préparaient en secret l'alcool funeste au buveur.

De telle sorte que l'action du médecin était limitée.

On comprend donc maintenant qu'il ne fût pas possible à ce dernier de jouer un rôle intéressant dans cette question d'utilité sociale.

CONCLUSION

Telle est brièvement résumée l'histoire de l'alcoolisme dans notre pays. On voit qu'il apparut à Tananarive en 1812, gagna toute la partie nord, puis le centre de l'île, subit un temps d'arrêt de 1828 à 1861, reprit son cours de 1861, jusqu'en 1868, puis fut enrayé jusqu'à l'année 1894-95. C'est l'année de la conquête française. Elle limite notre étude ; et marqua la fin de l'extension de l'alcoolisme. Ce fléau ne subit pas un temps d'arrêt appréciable pour nous avant notre départ qui eut lieu quelques mois après l'entrée des Français à Tananarive. Par les nouvelles qui nous sont parvenues, nous savons cependant qu'une administration à la fois sage et intelligente sut réprimer les abus, empêcher la fabrication de l'alcool, laisser au gouvernement la main haute sur tout ce qui concerne ce fléau : elle donna aux médecins français les moyens et l'autorité nécessairse pour lutter efficacement contre le fléau, et nous sommes en mesure d'affirmer qu'un des plus grands bienfaits de l'administration du général Galliéni fut l'arrêt de l'alcoolisme en même temps que le relèvement de la race.

IMPRIMERIE L. DEVERDUN BUZANÇAIS (INDRE)

www.ingramcontent.com/pod-product-compliance
Lightning Source LLC
LaVergne TN
LVHW011953160826
845678LV00002B/511

* 9 7 8 2 3 2 9 6 8 7 4 2 1 *